Diana Patricia Díaz Hernández

Breve recorrido histórico por la enseñanza de la Medicina

Diana Patricia Díaz Hernández

Breve recorrido histórico por la enseñanza de la Medicina

Un legado

Editorial Académica Española

Impressum / Aviso legal
Bibliografische Information der Deutschen Nationalbibliothek: Die Deutsche Nationalbibliothek verzeichnet diese Publikation in der Deutschen Nationalbibliografie; detaillierte bibliografische Daten sind im Internet über http://dnb.d-nb.de abrufbar.
Alle in diesem Buch genannten Marken und Produktnamen unterliegen warenzeichen-, marken- oder patentrechtlichem Schutz bzw. sind Warenzeichen oder eingetragene Warenzeichen der jeweiligen Inhaber. Die Wiedergabe von Marken, Produktnamen, Gebrauchsnamen, Handelsnamen, Warenbezeichnungen u.s.w. in diesem Werk berechtigt auch ohne besondere Kennzeichnung nicht zu der Annahme, dass solche Namen im Sinne der Warenzeichen- und Markenschutzgesetzgebung als frei zu betrachten wären und daher von jedermann benutzt werden dürften.

Información bibliográfica de la Deutsche Nationalbibliothek: La Deutsche Nationalbibliothek clasifica esta publicación en la Deutsche Nationalbibliografie; los datos bibliográficos detallados están disponibles en internet en http://dnb.d-nb.de.
Todos los nombres de marcas y nombres de productos mencionados en este libro están sujetos a la protección de marca comercial, marca registrada o patentes y son marcas comerciales o marcas comerciales registradas de sus respectivos propietarios. La reproducción en esta obra de nombres de marcas, nombres de productos, nombres comunes, nombres comerciales, descripciones de productos, etc., incluso sin una indicación particular, de ninguna manera debe interpretarse como que estos nombres pueden ser considerados sin limitaciones en materia de marcas y legislación de protección de marcas y, por lo tanto, ser utilizados por cualquier persona.

Coverbild / Imagen de portada: www.ingimage.com

Verlag / Editorial:
Editorial Académica Española
ist ein Imprint der / es una marca de
OmniScriptum GmbH & Co. KG
Heinrich-Böcking-Str. 6-8, 66121 Saarbrücken, Deutschland / Alemania
Email / Correo Electrónico: info@eae-publishing.com

Herstellung: siehe letzte Seite /
Publicado en: consulte la última página
ISBN: 978-3-659-08368-6

Breve recorrido histórico por la enseñanza de la medicina

Diana Patricia Díaz Hernández[1]

Palabras clave

Resumen

Es frecuente encontrar autores que aborden la historia de la medicina; sin embargo, existen pocos textos sobre la historia de la enseñanza de la medicina, cuáles fueron, consciente o inconscientemente, las didácticas que se utilizaron, íntimamente ligada a los paradigmas pedagógicos de la época y a modelos curriculares.

Este texto pretende hacer una interpretación del cómo se ha enseñado la medicina a través del tiempo, a partir de los autores que han estudiado la historia de la medicina, los modelos curriculares y las didácticas utilizadas.

---

[1] Profesora de la Facultad de Medicina de la Universidad de Antioquia. Médica y Cirujana. Magister en Ciencias Básicas Biomédicas. Magister en Educación de la Universidad de Antioquia. diana.diaz@udea.edu.co

Tabla de contenido

Primeros testimonios de la enseñanza de la medicina: Los papiros

Los primeros conocimientos escritos sobre medicina se remontan al antiguo Egipto (Singer, 1966: 22), consignados en los papiros, por lo tanto, en ellos se puede indagar sobre la forma en que la enseñaban.

A comienzos del tercer milenio antes de la era cristiana fue fundada la primera dinastía; los cuatrocientos años siguientes, los signos pictóricos utilizados para transmitir las ideas se convirtieron en el inicio de lo que puede llamarse la escritura. Luego fue descubierto el papiro, es allí en donde podemos encontrar indicios sobre la necesidad del hombre de enseñar la medicina.

El más conocido es el papiro de Ebers, escrito hacia 1570 a de c, el cual "Ebbell clasificó en nueve grandes grupos de instrucciones, invocaciones a divinidades y fórmulas previas, enfermedades internas, prescripciones para enfermedades oculares, cutáneas, de las extremidades y prescripciones diversas" (López, 1997: s.p).

En el el papiro de Edwin Smith[2], cuyo texto original es del primer período del Antiguo Imperio egipcio (3000-2500 A.de.C), se relatan algunos de los procedimientos quirúrgicos de la época, se describe la forma de proceder frente a una lesión o enfermedad. Para comprender el método de enseñanza del momento abordaremos el caso de una herida abierta: "Instrucciones respecto a una herida abierta que penetra hasta el hueso" (Puigbó, 2002: s.p); desde esos tiempos se evidencia la enseñanza de los

---

[2] González, 2005. Este papiro actualmente se conserva desenrollado entre cristales en la Academia de Medicina de Nueva York; mide aproximadamente 4.68 m y por lo menos una columna se encuentra perdida por lo que su longitud original podría ser de al menos cinco metros.

pilares básicos de una buena atención médica, la evaluación inicial del paciente mediante el examen médico donde incluye la anamnesis, la observación, la inspección, la palpación y se hace una descripción detallada del tipo de lesión o enfermedad: "Si tú examinases a un hombre que tenga una herida en su cabeza, la cual penetra hasta el hueso, tú deberás posar tu mano sobre él y tú deberás palpar la herida. Si tú encontrases su cráneo indemne de lesiones, es decir, que no debe existir perforación demostrable en él"; frente a los hallazgos encontrados se hace un relato de cuál es el diagnóstico más indicado: "Tú deberás decir con respecto a él: Un (paciente) que presenta una herida en la cabeza. Un padecimiento que yo trataré"; para finalmente, presentar el tratamiento que le permita restablecer la salud al paciente "donde se incluyen instrucciones mecánicas, medicinales, de posturas y dietéticas": "tú deberás aplicar carne fresca el primer día; tú deberás aplicarle "dos tiras de lino" y continuar después el tratamiento con la aplicación de grasa, miel, gasa, cada día hasta que él se recupere".

Sabías que:
Edwin Smith nació en Connecticut en 1822, fue un aventurero y traficante de antigüedades, se interesó por la egiptología, En enero de 1862, Smith adquirió el papiro de Mustafá Aga e intentó traducirlo, pero no fue hasta despues de su muerte (1906) que la hija lo donó a la Sociedad de Historia de Nueva York.
En 1920. Fue James Henry Breasted (1865-1953) el encargado de traducirlo. Actualmente, el papiro se encuentra en el Museo Metropolitano de Arte de Nueva York

---

Existen varias teorías de la utilidad que tenían estos papiros en la época: 1. Como manual utilizado por los cirujanos en su práctica diaria; 2. Como libreta de apuntes con la cual los cirujanos egipcios enseñaban a sus alumnos, y 3. Como un registro de la instrucción recibida por los estudiantes de medicina y cirugía (González, 2005).

Con las descripciones de los papiros, en especial el de Smith, se puede evidenciar la relación que se presentaba entre el médico y su alumno; cuyo objetivo primordial era el de instruir en cada uno de los pasos del acto médico: anamnesis, examen médico, el diagnóstico y finalmente, el tratamiento. Una posición en el que el estudiante debe seguir unos pasos (instrucción) preestablecidos para la atención médica.

Es importante reconocer la gran relación que ha tenido la medicina con la magia y la hechicería en la gran mayoría de las culturas, y desde que existe el hombre; es más, se podría expresar que la medicina surge de la hechicería y se separa de ella cuando se le puede dar una explicación a las causas de la enfermedad y la forma de curarlas, a esto se refiere Gadamer cuando dice: "Y es que el médico deja de adoptar la figura de curandero, rodeado del misterio de sus poderes mágicos, para pasar a ser un hombre de ciencia. Aristóteles emplea justamente la medicina como ejemplo típico de la transformación de lo que era una simple acumulación de habilidades y de saber en auténtica ciencia. Aun cuando –en algunos casos aislados- el médico pueda estar en inferioridad de condiciones respecto al curandero experimentado o de la mujer sabia, su saber es de una naturaleza completamente distinta: es un saber sobre lo general. El médico sabe la razón por la cual una determinada forma de curación tiene éxito; y entiende su acción, porque persigue la relación entre causa y efecto" (Gadamer, 2001: 46)

Como se puede evidenciar en los papiros mágicos, el tratamiento de las enfermedades era inseparable de la magia y es probable que los primeros médicos fueran en realidad hechiceros que a través de conjuros podían curar las enfermedades obligando al demonio a marcharse de la persona enferma; para realizar estos conjuros, existen en los papiros mágicos descripciones muy detalladas sobre la forma de preparar algunos remedios para curar enfermedades por causa de los demonios, un ejemplo de ello lo encontramos en el Papiro de Ebers: "Si tu procedes al examen de la obstrucción de la entrada de su interior y si la encuentras mórbida, tú dirás al respecto: esta es una obstrucción causada por el demonio que deberás destruir. Es como el demonio que se enreda en el interior del cuerpo. Tu deberás preparar para ello: planta *tiam* 1 parte; valeriana 1 parte; chufa de la ribera 1 parte; chufa de jardín 1 parte; algarrobas 1 parte. Será cocido con cerveza dulce y (tomado) hasta que destruyas esta porción del demonio" (Rodríguez Badiola, s.p), como se puede demostrar en este aparte del papiro las instrucciones estaban escritas de forma clara y precisa ya que los egipcios consideraban, como lo expresa el historiador Singer "para que la magia tenga éxito necesita adaptarse a fórmulas determinadas" (Singer, 1966: 24).

Al igual que la medicina egipcia, la mesopotámica fue ante todo de tipo mágico religioso, quienes estaban encargados del tratamiento de las enfermedades eran los sacerdotes; éstos estaba divididos en varias clases de acuerdo a sus funciones: la de los adivinos, que interpretaban los agüeros y predecían el curso de las enfermedades; la de los exorcistas, que arrojaban a los malos espíritus que causaban las dolencias y por último, la de los médicos propiamente dichos, que realizaban operaciones y administraban fármacos (Singer, 1966: 24).

A partir de estos hallazgos históricos, se podría interpretar como era la enseñanza de la medicina en sus inicios: instruccional, llena de magia, con indicaciones claras de qué hacer y cómo proceder; se está ante la entrega de un conocimiento entre mágico y producto de la experiencia de los antecesores y sin indicios de un alumno inquieto y crítico frente a ese conocimiento. Se puede proponer que nos encontramos frente a los primeros textos para la enseñanza de la medicina, los papiros, y fueron ellos un medio escrito de transmitir y conservar los conocimientos de la época; hay entonces algunos componentes del sistema didáctico que se pueden rastrear: la transmisión de *contenidos* producto de la experiencia de generaciones e impregnados de magia y chamanismo, con un *método* instruccional, *los medios*, probablemente, los implementos utilizados por curanderos y los papiros, para la transmisión escrita; para la *forma* se podría suponer que la transmisión de los conocimientos médicos de la época estaba organizada como lo está en los papiros; un ejemplo es el de Smith, Estos casos están organizados de forma sistemática, comenzando por lesiones en la cabeza y siguiendo de manera caudal. Lesiones en la cabeza 27 casos; cuello y garganta seis; clavícula dos; húmero dos; esternón, tejidos blandos del tórax y costillas ocho; hombros uno; columna vertebral ¿lumbar? Un caso incompleto" (González F, 2005).

Sabías que:

Según Álvarez de Saya el **sistema didáctico** esta compuesto por

"*El problema*, la situación de un objeto que genera una necesidad en un sujeto que desarrolla un proceso para su transformación. *El objeto*, o parte del mundo real que se va a estudiar. *El objetivo* que el sujeto se propone alcanzar en el objeto para que, una vez transformado, satisfaga su necesidad y resuelva el problema. *Los conocimientos*, o sea, los diferentes saberes de las ciencias, las artes, la técnica o la tecnología que ha construido la humanidad en el transcurso de su historia. *El método*, los procedimientos con los cuales los diferentes saberes han construido sus conocimientos. *Las estrategias didácticas*, los pasos que desarrolla el estudiante en su interacción con el conocimiento, a lo largo de su proceso formativo. *Los medios*, herramientas que se utilizan para la transformación del objeto. *La forma*, organización que se adopta desde los puntos de vista temporal y espacial en la relación docente- discente para desarrollar el proceso. *El producto o resultado* académico del aprendizaje. *La evaluación*, constatación periódica del desarrollo del proceso" (Citado por González, 2008)

Contenidos	Componentes del sistema Didáctico
Instruccional	Alumno receptor
impregnados de magia y chamanismo	Objetivo: Transmitir los conocimientos de la época
Organizados de forma sistémica	Medios: los papiros y los propios del chamanismo

Tabla 1. Identificación se los componentes del sistema didáctico en la enseñanza de la medicina a partir de los papiros

La medicina en Grecia, de la magia a la ciencia

Tenemos que remontarnos varios siglos después para encontrar nuevos indicios sobre lo que era la enseñanza de la medicina y desplazarnos a Grecia, 300 años A de C; es a los Griegos a quienes se les considera los padres de la medicina científica y son ellos los que estudiaron los elementos básicos de la anatomía, la fisiología y la patología; es de la medicina griega de donde proceden la mayor parte de la terminología médica.

El estilo científico de la medicina griega comenzó con los filósofos jonios e italo-griegos de comienzos del siglo VI a.de. C y continuó con sus grandes descubrimientos hasta la muerte de Galeno a finales del siglo II de nuestra era. Como estudiosos y representantes de esta medicina se resaltan por sus enseñanzas a Hipócrates, Aristóteles y Galeno. Durante esta época también se reconocen dos escuelas que alcanzaron su mayor auge a finales del siglo VII a. de C, las escuelas médicas de Cos, localidad donde nació Hipócrates y la situada en la península de Cnido.

Los conocimientos médicos griegos están reunidos en los textos que se conocen como el *corpus Hippocraticum*, los cuales son "monografías sobre temas concretos –tanto para médicos como para profanos-, lecciones para uso de estudiantes y notas cuyo material no está redactado en forma literaria" (Singer, 1966: 47). Según Singer no puede afirmarse con seguridad que hayan sido redactados por Hipócrates; al parecer, sus autores son personajes de escuelas distintas, que mantenían puntos de vista diferentes y a menudo contradictorios, que vivieron en lugares muy distanciados del mundo griego y en fechas separadas entre sí, en el caso más extremo, quizá por cinco o seis siglos. Se cree que el *Corpus Hipocraticum* es la biblioteca de la escuela de Cos.

Es a finales del siglo V a de C, donde se evidencia la imagen de Hipócrates y de otros médicos como él, "que representan por su confianza en la razón, por la búsqueda del método científico basado en la comprensión de la naturaleza, en la observación y en la experiencia un tipo de persona admirable y característico de ese momento histórico" (García, 1984:14).

El método de la medicina hipocrática se fundamenta en la experiencia; en los tratados hipocráticos se puede encontrar "los procedimientos modernos de anotación cuidadosa de los datos, de cautelosa inferencia a partir de los mismos, el cotejo de la experiencia obtenida por varios métodos de varias fuentes, que nos es tan familiar. Podremos comprobar incluso la utilización con todo vigor del procedimiento actual de recogida de la casuística, como método de enseñanza y también el de la lección clínica" (Singer, 1966: 49)

En uno de los diálogos de Platón, "Protágoras", se puede evidenciar una de las forma de enseñanza de la medicina, la cual perduró por mucho tiempo y que como se verá más adelante fue también heredada en el nuevo continente, en el momento del descubrimiento de éste, frente a la ausencia de escuelas de medicina; era el hacerse discípulo de un médico y aprender todo lo que él sabía a su lado, acompañándolo en su práctica diaria: "- Dime, Hipócrates; ahora pretendes acudir a Protágoras y gastarte con él tu dinero, pero ¿a qué clase de hombre te diriges? ¿En qué piensas salir convertido de sus manos? Supón que te diera por acudir a tu homónimo, Hipócrates de Cos, el de los

Asclepíades, y gastarte con él tu dinero; si alguien te preguntase: «Dime, Hipócrates,

¿piensas gastar tu dinero con Hipócrates en tanto que es qué?». ¿Qué responderías? -

Respondería -dijo-, que en tanto que es médico. - ¿Y para convertirte en qué? - En

médico –dijo". Se evidencia también que en esa época el médico recibía unos

honorarios, no solo por la atención al enfermo sino por la enseñanza de su saber.

A partir del tratado Hipocrático se pueden comprender algunos aspectos de relevancia

sobre las características de la enseñanza de la medicina en la Grecia antigua, en la cual

se resalta, por ejemplo, la necesidad de que el estudiante realice su práctica clínica

mediante una evaluación detallada del paciente y en ella estar atento a todo lo que pueda

descubrir en él y en el medio en que vive; dice una sentencia de epidemias: "La

observación detenida del paciente en su contexto doméstico y en su situación más

general requiere del practicante de esta medicina un enorme esfuerzo de atención, al que

el médico presta todos sus sentidos: "Es una tarea examinar un cuerpo. Requiere de

vista, oído, olfato, tacto, lengua y razonamiento" (García, 1984: 52)

En el juramento hipocrático, que aún hoy los estudiantes de medicina lo realizan en la

ceremonia de graduación, se muestra el gran respeto y aprecio que se debía continuar

teniendo por su maestro: "Tener al que me enseñó este arte en igual estima que a mis

progenitores, compartir con él mi hacienda y tomar a mi cargo sus necesidades si le

hiciera falta; considerar a sus hijos como hermanos míos y enseñarles este arte, si es que

tuvieran necesidad de aprenderlo, de forma gratuita y sin contrato; hacerme cargo de la

preceptiva, la instrucción oral y todas las demás enseñanzas de mis hijos, de los de mi

maestro y de los discípulos que hayan suscrito el compromiso y estén sometidos por

juramento a la ley médica, pero a nadie más" (García, 1984: 77)

De este tratado hipocrático se pueden comprender también, tres características de la enseñanza de la medicina de la época: 1) La utilización de reglas y preceptos relativos a la actuación del médico en el ejercicio de la profesión, conocida como la preceptiva (parangellie); 2) la transmisión del conocimiento de forma oral sobre lo que está escrito en los libros y 3) y la práctica directa del ejercicio médico y que el alumno aprende en su contacto con el maestro o en la asistencia a los enfermos; se resalta la importancia de que el estudiante acompañe al paciente para que éste siga adecuadamente las instrucciones médicas "Deja a uno de tus discípulos junto al enfermo para que éste no utilice mal tus prescripciones y lo ordenado por ti cumpla su función: Elige, de éstos, a los que hayan sido aceptados en el arte y proporciónales lo que sea necesario como para que lo administren con seguridad. (García, 1984: 209)

También era tradición en la enseñanza de la medicina Griega que los conocimientos se transmitieran de padres a hijos, como una herencia. Los biógrafos de Hipócrates expresan que su abuelo, su padre, sus hijos, "entre los discípulos de Hipócrates se encuentran dos de sus hijos y su yerno" (Singer, 1966: 48), y sus nietos fueron también médicos.

Como parte de la enseñanza de la medicina en la época hipocrática están los famosos aforismos. "Considerados como la "Biblia de los médicos", los cuales sirvieron de libro de texto en muchas universidades europeas hasta el siglo XVIII" (García, 1984: 214). Por ejemplo para enseñar la multicausalidad en el proceso de curación de un paciente se encuentra el siguiente aforismo: "La vida, es breve; la ciencia, extensa; la ocasión, fugaz; la experiencia, insegura; el juicio, difícil. Es preciso no sólo disponerse a hacer todo lo debido uno mismo, sino además (que colaboren) el enfermo, los que lo asisten y las circunstancias externas" (García, 1984); estos aforismos se constituyeron en una especie de vademécum para el médico; además, estaban escritos de una forma fácil de memorizar y recordar, por lo que fueron utilizados por mucho tiempo, no sólo en la época helenística y romana, sino también a lo largo de toda la edad media.

Es de resaltar sobre el tratado hipocrático, las descripciones cuidadosas que se hacen sobre cuáles son los síntomas y los signos que se deben evaluar y su asociación con el pronóstico de la enfermedad: "En las enfermedades agudas hay que observar atentamente esto: en primer lugar, el rostro del paciente, si es parecido al de las personas sanas, y sobre todo si es parecido a sí mismo. Esto sería lo mejor, y lo contrario de su aspecto normal lo más peligroso. Puede presentar el aspecto siguiente: nariz afilada, ojos hundidos, sienes deprimidas, orejas frías y contraídas, y los lóbulos de la orejas desviados, la piel de la frente dura, tensa, reseca, y la tez de todo el rostro amarillenta u oscura. Si al comienzo de la enfermedad el rostro es así, y todavía nos es posible hacer predicciones por los demás síntomas, hay que preguntar si el paciente ha tenido insomnios, o si tenía la tripa muy suelta, o si tiene hambre. En el caso de que la respuesta sea afirmativa a cualquiera de estas cuestiones, se puede considerar menor el peligro. El caso se resuelve en un día y una noche, si el rostro estaba así por esas causas. Si ninguna de ellas se confirma, ni se restablece en el tiempo antes dicho, hay que saber que esto es un indicio mortal" (García, 1984: 214).

A partir del tratado hipocrático, se puede considerar que, al igual que Sócrates en la pregunta fundamentaba su didáctica, los médicos griegos encontraban en la descripción detallada, la didáctica médica; descripción sobre lo que deben buscar y encontrar en el paciente (los signos), de cómo deben preguntar y, valorando el sentir del paciente (los síntomas), descripción, no de una si no de varias impresiones diagnósticas, que los lleve a irlas descartando de acuerdo a los hallazgos clínicos para llegar a un diagnóstico.

Un hecho de resaltar es que la medicina griega se había separado de cualquier vinculación con las prácticas religiosas y con la magia; "Ya en homero hay testimonios de ese médico que actúa al margen del sacerdote purificador….. Aunque en Grecia perduraron con éxito los santuarios y templos donde, bajo el patrocinio de Asclepio, se operaban milagrosas curas, y la medicina popular que recurría a prácticas mágicas y a remedios supersticiosos siguió contando siempre con numerosos adeptos, la medicina científica discurrió por caminos propios, bien diferenciados de los frecuentados por los magos, adivinos, curanderos de varios tipos y trazas, y adivinos de diversa catadura" (García, 1984: 46).

Alrededor del 300 A de C, se fundó la escuela médica de Alejandría, en la que se realizaron investigaciones anatómicas y fisiológicas de gran relevancia; los primeros maestros de la medicina de Alejandría fueron Herófilo de Calcedonia y Erasístrato de Chíos, el primero se considera el fundador de la anatomía y el segundo el de la fisiología. Herófilo fue, al parecer, el primero que hizo la disección del cuerpo humano en público.

Alrededor del año 40 a de C el maestro romano Asclepíades de Bitinia fundó una escuela de medicina en Roma; inicialmente, la escuela estuvo conformada únicamente por los discípulos del médico, que los llevaba consigo a las visitas: posteriormente estos grupos se reunieron en forma de sociedades o colegios, donde se discutían problemas médicos, luego, 27 a de C, se construyó un lugar de reunión en el monte Esquilino; finalmente, los emperadores edificaron auditorios para la enseñanza de la medicina. La mayor parte de estas escuelas formaban médicos prácticos, que apenas tenían interés científico.

Es Galeno otro de los grandes maestros de la medicina griega y si bien, al parecer, no fundó ninguna escuela, ni tuvo discípulos conocidos, sus textos y descripciones anatómicas y fisiológicas fueron motivo de estudio durante más de mil años. Son reconocidas las descripciones anatómicas detalladas, en diferentes animales, de los huesos y los músculos con la diferenciación según su forma y función. Entre los más importantes logros de Galeno está la investigación sobre la fisiología del sistema nervioso, donde realiza la descripción de los síntomas que se presentan de acuerdo a la localización de la lesión medular. Su principal obra, Methodo Medendi (Sobre el arte de la curación), ejerció una enorme importancia en la medicina durante quince siglos.

Se está, en esta época, frente a grandes avances en la enseñanza de la medicina desde las *formas*, al lado de un médico donde el estudiante aprende acompañando al docente en la atención al paciente o la aparición de las Escuelas de medicina donde ya hay un encuentro de varios médicos y estudiantes con una intensión clara, el estudio y la discusión alrededor de los problemas médicos; tal vez, el inicio de los reconocidos *staff* médicos; el *método* también tiene un gran adelanto, la experimentación, los inicios del método científico, se pasa de una medicina mágica a otra donde cada enfermedad debe tener su explicación, y si la enseñanza es a través de la experimentación, *los medios* están acordes a ello y los docentes encuentran en los animales un buen recurso para para la enseñanzay el aprendizaje, pero también están los medios escritos, aparecen los primeros libros de texto escritos por médicos con la clara intención de que sean utilizados por sus estudiantes y además, diseñados con un gran componente gráfico de la estructura y la forma y la descripción detallada de la función; además, se recopilan en la escuelas médicas, libros de diferentes autores y épocas, para la consulta de los estudiantes.

Contenidos	Componentes del sistema Didáctico Didáctico
Problémicos	Objetivo: Observar, indagar, problematizar, experimentar
Producto de la experimentación	Método: Científico, experimental, alrededor de problemas
	Forma: al lado de un médico (tutorial) o en una escuela de medicina
	Medios: Los libros de texto (Corpus hipocrártico), animales y el cadáver
	Evaluación: Oral

Tabla 2. Identificación se los componentes del sistema didáctico en la enseñanza de la medicina en Grecia

Escuelas de la medicina árabe, un gran legado

En el siglo VIII se inició la edad de oro de la medicina árabe, quienes basaban sus estudios de las obras de grandes médicos griegos: Hipócrates, Galeno y Dioscórides; debemos, a los árabes, la creación de los hospitales universitarios, los cuales eran importantes espacios de aprendizaje, donde se enseñaba al lado de la cama del paciente.

Rasis (860 – 923) fue un médico persa que enfatizó en la importancias de "interrogar adecuadamente a los pacientes y de detectar los síntomas, a fin de establecer el diagnóstico y tratamiento correcto de las enfermedades" (Kahn, 2012: 56); su enseñanza la realizaba en presencia del paciente, utilizaba el estudio comparativo de los textos clásicos de la época de griegos, siríacos y árabes con lo que observaba en la práctica médica. A partir de todos sus escritos, sus estudiantes editaron *El continente*, "Una enciclopedia práctica de veintidós volúmenes que representa el compendio de los conocimientos terapéuticos del siglo X" (Kahn, 2012: 56).

Otro gran maestro de la medicina fue el Persa Avicena (980 – 1037), éste escribió una gran enciclopedia del saber médico, el *Canon*, que fue utilizado como libro de texto, tanto en los pueblos árabes como en el occidente latino, hasta el siglo XVII" (Singer, 1966: 93), Este texto esta compuesto de cinco volúmenes donde aborda temas como el cuerpo humano, las enfermedades, trepanación, farmacopea, entre otros.

Es Avicena uno de los protagonistas de un gran libro de la literatura, "El médico" de Noah Gordón (1986), quien para hacer una adecuada escenificación de lo que era la medicina y su enseñanza en esta época realizó un estudio profundo al respecto, encontramos en el libro apartes que nos muestran algunos aspectos de la vida médica de la época, como la descripción de lo que era la escuela de medicina: "En el edificio contiguo (al hospital), la escuela, Karim le mostró salas de exámenes, de clase y laboratorios, una cocina y un refectorio, así como un gran baño para uso de profesores y estudiantes"; la relaciones que se entablaban entre los docentes y los estudiantes y como se realizaba la enseñanza de la medicina: "Cada estudiante es aprendiz de una serie de médicos. La duración del aprendizaje varía según los individuos, lo mismo que la condición de aprendiz. Era candidato a un examen oral cada vez que el puñetero cuerpo docente resuelve que estás preparado. Si apruebas te nombran *Hakim*. Si fracasas sigues siendo estudiante y debes trabajar con la esperanza de que te den otra oportunidad" (Gordon, 1986: 502-503) y la importancia de la biblioteca y de los libros de sus predecesores: "La casa de la sabiduría deslumbró a Rob más que nada de lo que había visto hasta entonces…….. Hipócrates, Dioscórides, Ardígenes, Rufo de Éfeso, el

inmortal Galeno…." (Gordon, 1986: 504)

Es evidente en este libro la importancia que tenía para un aprendizaje adecuado de la

medicina, las enseñanzas de su maestro, al lado del paciente: "Al-Juzjani le enseño a

pasar las manos sobre ambos brazos del paciente al mismo tiempo, luego sobre las dos

piernas y después a cada costado del cuerpo, porque cualquier defecto, hinchazón u otra

irregularidad quedaría de manifiesto, pues al tacto se diferenciaría del miembro o

costado sano.   También le indicó cómo se tocaba el cuerpo del paciente con golpes

definidos y breves de las yemas de los dedos, con la intención de descubrir su mal

oyendo algún sonido anormal" (Gordon, 1986: 533).

En este tipo de enseñanza de la medicina árabe, se vislumbra una propuesta de la

especialización, un médico se dedica a un conocimiento médico específico y el

estudiante debe entonces tener varios docentes para lograr los objetivos; de *los medios*,

además de los textos y el paciente, se encuentra el laboratorio; se reconocen también

que el tiempo de aprendizaje es diferente para cada estudiante, y hay una mención clara

a la *evaluación*, para pasar de un nivel a otro es indispensable la presentación de un

examen oral.

Contenidos	Componentes del sistema Didáctico
Tradicional	Objetivo: Observar, indagar, experimentar
Organizados por cursos	Método: transmisionista y experimental
Diferentes materias por nivel	Forma: En una escuela de medicina, en el hospital, con docentes especializados en temas
Cursos de filosofía, artes y ciencias	Medios: textos, el paciente, los laboratorios
	Evaluación: examen oral

Tabla 3. Identificación se los componentes del sistema didáctico en la enseñanza de la medicina árabe

La edad media, desde una enseñanza científica hacia una enseñanza mística

Durante el Medioevo, en Europa, se presenta una fuerte relación de la medicina con la religión, en este caso la religión católica, y una dependencia del quehacer médico a los preceptos religiosos; los médicos de la época eran de las órdenes monásticas y religiosas, la enseñanza de la medicina estaba fundamentada en algunas traducciones de libros griegos sobre la prescripción, reglas dietéticas, flebotomías, uroscopias, fiebre, pulso; pero siempre acompañadas de claras insinuaciones religiosas redactadas casi como un catecismo; El médico cristiano, generalmente un religioso, podía aliviar pero no curar ya que todas las curaciones eran milagrosas y por lo tanto obras divinas. "La misión de Cristo en la tierra era también la curación física mediante el milagro y así actuó curando los leprosos, la parálisis, la sordera, la ceguera, la fiebre. Y algunos de sus más directos discípulos siguieron esta práctica a pesar de que solo San Marcos era el único apóstol de profesión Médico" (Romero, 1990: 112)

Ya que en 1163 se prohíbe a los eclesiásticos llevar a cabo intervenciones quirúrgicas, los barberos se encargan de estas actividades, entre las que se encuentran realizar sangrías, abrir abscesos, entablillar huesos fracturados y efectuar amputaciones de miembro; el barbero cirujano era de una categoría inferior. Con el fin de enseñar sobre todas estas intervenciones, cada barbero podía emplear un novato, al que se denominaba protobarbero.

Durante el siglo XIII comenzó a surgir en Europa el *Studium Generale* que luego se denominaron universidades, estas tuvieron una importante función en el despertar medieval. En la mayoría de estas universidades se crearon facultades de medicina donde la enseñanza era totalmente teórica y carecía de práctica clínica, si bien en el siglo XIV se realizaron breves y superficiales demostraciones anatómicas. "En España los cursos que servían como base para la formación universitaria estaban cuidadosamente reglamentados por la ley. El aspirante a médico debía aprobar primero el bachillerato en artes y luego cursar el bachillerato en medicina propiamente dicho. Este último duraba cuatro años, a los cuales se le añadían dos de práctica. Al recibirse como bachiller en medicina, el estudiante se presentaba a examen en el tribunal del protomedicato para obtener la reválida y el título de licenciado en medicina, que finalmente lo habilitaba para ejercer. Si quería continuar enseñando en la Universidad tenía que optar por el grado de doctor. Ello implicaba presentar un examen muy riguroso que constaba de dos partes: una teórica, en la que debía responder todas las preguntas que le hicieran sus examinadores, y una práctica, en la que se ponía a prueba su capacidad diagnóstica. Esta última se presentaba en el hospital general o en el hospital de la corte, a la cabecera del paciente" (Granjel, 1962: 59).

El estudio se basaba en la lectura de los textos más destacados de Hipócrates, Galeno, Rhazes y Avicena, especialmente, que el estudiante debía aprender de memoria para luego repetir el contenido de esas obras y a elaborar larguísimos recetarios. Este estilo perduró hasta mediados del siglo XVI cuando comenzaron a fundarse los estudios de cirugía y anatomía, sobretodo en la Universidad de Valencia, donde surgió un enfoque humanista basado en la obra de Andrés Vesalio. No obstante, siguieron vigentes las enseñanzas de Hipócrates y Galeno, compartidas por médicos cristianos, judíos y musulmanes" (González, 1996. En Quevedo, 2007: 59)

Pero no siempre se llegaba al ejercicio de la profesión de médico y cirujano siguiendo una carrera universitaria, otro camino para aprenderla era formarse junto a un maestro, sin tener que pasar por las aulas universitarias; mediante una práctica de cuatro años junto a un médico o un cirujano autorizado los aprendices podían acceder al ejercicio de la profesión.

Fue durante el periodo escolástico que el docente de medicina abandonó su posición junto al cadáver y ascendió a su silla profesoral (cathedra), elevada estructura provista de escalones y escritorio. Desde allí leía el libro de texto, y ni él ni sus alumnos, participaban de la disección. Esta se llevaba a cabo por un criado, *demostrador*, bajo la dirección del *ostensor*, que señalaba las estructuras con su puntero.

En España por ley de Felipe II, dada en Madrid en 1563 se forma un protomedicato y se dispone que la persona que aspire a médico debe ser bachiller en artes, cursar cuatro años de medicina y practicar ésta al lado de un médico conocido otros dos años, sin poder antes curar.

Un gran docente de la medicina de esta época fue Andrés Vesalio, (1514 – 1564) quien estudio inicialmente en la Universidad de Lovaina y más tarde en la de París para establecerse finalmente en Padua donde se dedicó a la investigación anatómica, para sus estudiantes diseñó un texto guía de anatomía y fisiología; también publicó su gran obra titulada *De humani coporis fabrica.*

Hasta el siglo XVII la enseñanza de la medicina era teórica y memorística sin una enseñanza clínica organizada; las universidades graduaban a sus estudiantes de medicina basándose en una evaluación oral y no se le exigía contacto con el paciente, en 1636 Hermann Boerhaave realizó el primer intento efectivo para cambiar esta situación y creó la enseñanza clínica. Este médico, "además de enseñar clínica se preocupaba por seguir a sus pacientes hasta la sala de autopsias y enseñaba a sus estudiantes la relación entre los síntomas del paciente y las lesiones en el cadáver (Singer, 1966: 164). Los hospitales estaban ordenados con fines académicos, "organizando un sistema de doce camas en el hospital de su ciudad para enseñar a sus alumnos. Allí se juntaba dos veces a la semana con ellos, para combinar la teoría con la práctica" (Lama, 2002).

Y es en esta época en donde se inicia lo que conocemos como la enseñanza de la medicina con el "modelo tradicional" por medio de clases magistrales teóricas tanto de los conocimientos básicos como los clínicos, con poco contacto con el paciente, se transferían, desde los textos los *contenidos* ya elaborados; el *método* era transmisionista; como medios pierden importancia el contacto directo con el paciente y se convierte el texto en el medio más relevante.

Plan de estudios	Componentes del sistema Didáctico
Contenidos	Objetivo: Transmisión teórica, repetir
Tradicional	Contenidos: Escritos en textos tradicionales
Studium Generale	Método: transmisionista, teórico, sin práctica clínica
	Forma: En una Facultad de medicina, en el aula de clase mediante lectura de los textos (cathedra)
	Medios: textos, escasas demostraciones anatómicas
	Evaluación: examen en el tribunal del protomedicato

Tabla 4. Identificación se los componentes del sistema didáctico en la enseñanza de la medicina en la edad media.

América, un sitio donde confluyen varias culturas con su arte de curar

Es en esta época, de oscurantismo de la medicina en Europa y con el dominio total de ella por la religión, que se realiza la conquista del nuevo mundo; pero en estas tierras, los indígenas tienen su propia medicina regida también por la magia, La enfermedad "era atribuida a la influencia de los espíritus malignos, que se creía tomaban posesión del enfermo; por lo tanto los medios para protegerse contra ella eran mágicos y también religiosos" (Romero, 1990: 24) los responsables de realizar los diferentes rituales y expulsar los espíritus malignos, curar dolencias y aplicar fármacos estaba en manos de los sacerdotes o jeques y los curandero. "En cierta forma, en la cultura aborigen el malestar o bienestar de las personas sería el resultado de una lucha de poderes, más allá de lo visible, sólo percibidos por el chaman, sobre la base de capacidades innatas y aprendizajes severos. Sus condiciones y preparaciones le permitían intervenir para mantener, recuperar o quebrantar la armonía entre tales poderes" (Quevedo, 2007: 80)

Entre las diferentes culturas indígenas encontradas en el territorio colombiano se realizaban intercambios de los conocimientos médicos y sus productos medicinales: "….desde el periodo prehispánico hasta avanzado el siglo XIX , los grupos étnicos de las zonas bajas amazónicas mantenían relaciones de intercambio con aquellos grupos establecidos en la ceja de la montaña y el pie de monte amazónico, siendo los conocimientos médicos, las plantas y otros productos medicinales, parte principal de tales relaciones de intercambio" (Gómez. En Quevedo, 2007: 28)

Para poder llegar a ser chamán debía conjugarse el destino y un estudio estricto sobre todos los conocimientos de su maestro: "El chaman nacía y se hacía. La regla era una combinación entre la designación sobrenatural y la severidad de una formación minuciosa. La designación podía darse por medio de una señal sobrenatural, por un rasgo físico que lo distinguía de los demás o por sucesión familiar, materna o paterna. El principiante debía pasar por un rito de iniciación y por un entrenamiento especial que tardaba varios años, durante los cuales era sometido a ayuno, al estricto aislamiento, a la abstinencia sexual y a otras pruebas, en la condición de aprendiz de un chaman ya consagrado" (Quevedo, 2007: 28).

En la cultura muisca, el poder del médico hechicero era grande debido al carácter mágico y misterioso de los procedimientos de curación. "Hacía su aprendizaje en una casa especial llamada Cuca, donde según Soriano Lleras, se reunía con otros Ogques o médicos sacerdotes y con un Ogque anciano. El proceso de aprendizaje y capacitación se demoraba 12 años y el candidato estaba sujeto a privaciones, ayunos y diversos ritos religiosos. Cuando concluía su entrenamiento se le perforaban las narices para colgarle anillos de oro y en un acto de purificación multitudinario, se le bañaba en la laguna y se le cubría con vestidos finos" (Romero, 1990: 24).

Muchos eran los contenidos básicos del aprendizaje de un chamán el Piache guajiro, por ejemplo, necesitaba capacitación teórico práctica en las siguientes áreas: "la evolución de los poderes bienechores, la adivinación, el valor curativo de las plantas, los animales y los minerales, las relaciones con otros piaches, y las ceremonias que deben ejecutar en una curación y que consisten en movimientos especiales, invocaciones, cánticos, manejo de la maraca, masticación del tabaco, luego en la fiesta en que demuestra su habilidad, masca tabaco y coca, toca maracas durante varios días y toma ron,

aguardiente y guarapo" (Romero, 1990: 41)

Sabías que:

En la actualidad existen en Colombia más de 80 etnias indígenas, de las cuales las más numerosas son los Wayú, los Nasa, Senú, Pasto y Emberá. Según el censo de 2005 la población indígena total en Colombia se calcula en 1.378.884 personas, de los cuales 297.485 indígenas residenen las ciudades o cabeceras municipales.

De otro lado, la calidad de la enseñanza del la medicina llegada con los españoles fue bastante pobre, se realizaba como asistente de un médico o un protomédico "… realmente lo que el ansioso candidato podía aprender lo hacía cuando acompañaba al médico a sus visitas, a la cabecera del enfermo donde el maestro le enseñaba los principales síntomas de las enfermedades y su tratamiento. Fue quizás en este aspecto donde hubo fundamentales diferencias con la clase de enseñanza teórica que por entonces se practicaba en europa" (Romero, 1990: 184). Pero debido a la presencia de esa otra medicina que estaba en manos de teguas y curanderos de la región, que eran más apreciados y respetados los candidatos a médicos decidían aprender simultáneamente con estos curanderos.

La ceremonia de la graduación era todo un ritual con componentes religiosos y una demostración teórica de los conocimientos adquiridos, así la describe Beltrán: "La ceremonia tenía tres partes. La apertura comenzaba con una misa a las 6 am en la catedral a la que asistían: el maestro, los cuatro o más jóvenes doctores de la Facultad, los otros profesores de la universidad y el graduado. Después de la clausura del acto religioso, en un salón del mismo edificio, un niño abría al azar y en tres lugares diferentes un libro que era sostenido por el maestro, del cual el graduado debía escoger dos temas para el examen. Los textos generalmente eran los de Hipócrates o Avicena. Dentro de las cinco horas siguientes el aplicante era sometido a todo tipo de preguntas sobre el tema elegido. El próximo día venía la ceremonia de graduación, apodada "servicios funerales" por los graciosos, en que se cerraban las puertas y que se iniciaban a las 5 pm y finalizaba a la media noche. El graduado leía en latín por lo menos durante una hora un texto seleccionado sobre el tema; a menos que estuviera demasiado cansado, seguido con una disertación sobre el tema durante otra hora. Entonces la disertación comenzaba, debatiendo, distorsionando, combatiendo, disputando y entretejiendo conclusiones del graduado. A la medianoche, una lluvia de piedras anunciaba que la Facultad tenía un nuevo doctor" (Romero, 1990: 192).

Se está entonces en América frente a dos formas de mirar la salud y la enfermedad y, por lo tanto, dos formas de enseñarla; la que llega con los conquistadores, fiel copia de la enseñanza europea, transmisionista; y la utilizada por los indígenas, en donde se aprende al lado del maestro, chamán, en ella se puede evidenciar una *forma*, la organización de lo que se debe aprender con componentes teóricos y prácticos y con una clasificación definida, "la evolución de los poderes bienechores, la adivinación, el valor curativo de las plantas, los animales y los minerales, las relaciones con otros piaches, y las ceremonias; entre *los medios* se encuentran los diferentes implementos mágicos, ritos religiosos, el tabaco, la coca; y al final, *la evaluación*, un ritual especial donde demostraba su competencia como chamán y recibía los implementos propios de su nueva función en la comunidad.

Contenidos	Componentes del sistema Didáctico
Gran componente Mágico	Objetivo: Instruir en los conocimientos mágicos y sobrenaturales
Heredados de generación en generación	Método: Al lado del maestro chaman
	Forma: poderes bienechores, la adivinación, el valor curativo de las plantas, los animales y los minerales, las relaciones con otros piaches, y las ceremonias
	Medios: implementos mágicos, ritos religiosos, el tabaco, la coca.
	Evaluación: un ritual especial para demostrar su competencia como chamán y recibir los implementos propios de su nueva función

Tabla 5. Identificación se los componentes del sistema didáctico en la enseñanza de la medicina índigena.

La enseñanza de la medicina ingresa a la Universidad

El primer intento de fundar una cátedra de medicina en Colombia fue en el año de 1636; la realizó el licenciado que ejercía en Santa Fe de Bogotá, Enríquez de Andrade, médico graduado de la Universidad de Alcalá de Henars, en el colegio de San Bartolomé "...que por auto de la real Audiencia deste Reynoy Decreto que este claustro de esta Academia, se me dio nombramiento de catedrático de Medicina de ella, dándome asiento y gajes porque leyese dicha cátedra a lo que me quisieren oír lo cual hice por espacio de más de dos años hasta que no tuve discípulos que me oyesen" (Quevedo, 2007: 183); pero las limitaciones de la época, al parecer, los escasos conocimientos de Enríquez, la ausencia de alumnos y el poco tiempo dedicado a la docencia acabo con este intento.

Fue en el colegio Mayor del Rosario donde se realizó el segundo intento de crear la cátedra de medicina en 1715, 65 años después de su fundación la cual también fracaso y en 1733 se inaugura nuevamente la cátedra a cargo del médico Siciliano Francisco Fontes a quien se le concede el título de médico para poder enseñar, al parecer con el apoyo económico del cabildo para el pago de sus honorarios; existen documentos sobre la posesión de Fontes en el cargo y sobre el acto de la cátedra inaugural. Nuevamente en 1753 el Colegio Mayor del Rosario eligió como catedrático de medicina al criollo José Vicente Ramón Cancino, quien ejecutó su función educativa como una lección, "es decir como el acto de leer textos que debían ser memorizados, más que reflexionados, por los discípulos, sin dar mayor campo ni al cuestionamiento ni a la comparación empírica" (Quevedo, 2007: 234). Las clases eran monótonas y teóricas a tal punto que Ibañez señala "un hombre con la escasa ilustración académica que poseía Cancino, era incapaz de dictar una clase de anatomía, patología, terapéutica e higiene" (Romero, 1990: 208).

Según Quevedo (2007), pocos son los testimonios que se conservan sobre el desempeño de Cancino y no hay documentos que indiquen que tipo de enseñanzas se impartía en esta cátedra, aunque al parecer, los contenidos que se transmitían eran los encontrados en los libros médicos donados por el Arzobispo Fray Cristobal de Torres en las primeras décadas del siglo XVII, entre las que se encontraban algunas obras de Galeno y Avicena. "Esto da una idea del carácter limitado del aprendizaje médico de la cátedra, circunscrito al paradigma Hipocrático-galénico, ya en crisis en la Europa del siglo XVIII". En la Nueva Granada la metodología y la didáctica escolástica eran habituales.

En 1802 se pone en práctica el plan de estudios propuesto por Mutis (Plan Mutis-Isla), bajo la dirección de Miguel de Isla, el cual, además de los cursos teóricos tradicionales incluía cursos prácticos que realizaban en el hospital bajo la dirección de un médico graduado. "El contenido teórico incluye anatomía en el primer año con prácticas en el Hospital San Juan de Dios; el segundo año, Instituciones médicas; el tercer año, Patología General y particular; el cuarto Doctrina Hipocrática. Luego de los cinco años, el aspirante quedaba habilitado para recibir el grado. Los tres años restantes de práctica eran recibidos en el hospital y luego los estudiantes recibían su revalidación y licencia" (Romero, 1990: 217). Dentro del plan era obligatorio aprender de memoria los textos de estudio de cada una de las asignaturas, la gran mayoría de ellos de médicos europeos que tuvieron gran influencia en Mutis.

Mutis describía así la práctica en el hospital: "Para practicar con provecho en el hospital, hay que concurrir diariamente a las visitas de los enfermos bajo la dirección de un médico aprobado. Se debe llevar apuntes de cada enfermedad en su detalle, añadiendo el éxito de que se hubiese observado en los cadáveres y consignados los yerros cometidos por los enfermos, por los asistentes o por cualquier otro motivo o vía, de modo que al fin de su práctica pueda tener una historia de las enfermedades más comunes en el país, de donde poder deducir muchas reglas utilísimas para el conocimiento y la curación de ellas. (Martínez, En Romero, 1990: 217). Además, el plan de estudios incluía una serie de materias previas sin las que el estudiante no podía continuar: latín, griego, inglés, italiano y principalmente francés; nociones de filosofía que incluían lógica y ética, filosofía natural y conocimiento de las Ciencias Matemáticas y Físicas.

Mutis, también propone los docentes que se encargarán de cada una de las cátedras "para anatomía menciona a don Honorato Vila; para medicina-teórica propone a Vicente Gil de Tejada pues su instrucción literaria le permite discernir .hasta las más sublimes ideas de Boerhave y su comentador Haller.; A don Miguel Isla lo propone para la cátedra clínica y para la de botánica propone con justicia al antioqueño don Francisco Antonio Zea, individuo de la Real Expedición Botánica, si logra restituirse a este Reino. Sus vastos conocimientos mejorados durante su estadía en España, prometen un profesor que hará eterna su memoria" (Alvarez, 2005: 220).

El programa desarrollado por José Mutis y Miguel Isla lo continuaron sus discípulos como Vicente Gil de Tejada, Javier Matiz, Francisco Quijano, José Félix Merizalde y José Ignacio Quevedo, durante la colonia y en la nueva República: "tras la muerte de Isla, en 1807, mientras ejercía la cátedra de medicina en el Rosario según el plan de estudios elaborado por él en compañía de Mutis, se nombra como su sucesor a Vicente

Gil de Tejada, que había sido discípulo de Mutis y del propio Isla. A su cátedra asisten

algunos de los que serán médicos de prestigio durante la República, como José Félix

Merizalde." (Quevedo. En González, 2005: 334)

El Doctor José Félix Merizalde escribió un libro de texto para ser utilizado por sus

estudiantes de medicina, sobre Elementos de Patología General, en el cual se "habla de

las enfermedades, los pródromos y las experiencias personales, de la contagiosidad de la

fiebre amarilla, de las funciones del alma y de las intelectuales, de la exploración del

pulso, para lo cual hacía aprender de memoria los versos de Egidio, sobre las

situaciones que modifican la frecuencia del pulso:

Forma, grueso, sexo, edad.

Sueño, preñez y comida.

Tiempo, trabajo y bebida.

Causa de la enfermedad.

Su especie de repleción.

El coito, mente turbada

Y postura hacen variada

Del hombre la pulsación

También habla de las fiebres, del comportamiento médico y de los deberes con el

paciente. Dice, entre otras cosas, que: El médico no será parco en visitar a los enfermos,

que: Llegar a tiempo es una de las obligaciones primeras del médico; en relación a

cómo deben darse las malas noticias, dice: La gravedad debe moderarla el médico y deponer toda severidad, nunca el médico hará promesas temerarias" (Álvarez, 2005: 222).

En 1827 comenzó a funcionar la Facultad de Medicina adscrita a la Universidad Central, que contó con la docencia de los profesores franceses Roulin y Dasté (Romero, 1996: 65). Por primera vez se emplea el término de Facultad asociado a la Universidad pública, para esta época ya los hijos de los criollos decidieron estudiar la profesión médica y comienza el ascenso social de los médicos, que combinaban esta profesión con la política.

La Facultad de Medicina de la Universidad Nacional se fundó en septiembre de 1867, con el propósito de tener una institución con cobertura nacional a la cual pudieran asistir estudiantes de las diferentes regiones del país, se inscribieron 20 estudiantes. El plan de estudios con el cual inició esta Facultad fue: Zoología Médica, Botánica, Física, Química, y Anatomía descriptiva; los cursos siguientes serían Fisiología, Patología interna, Patología externa, Higiene, Medicina operatoria, Médica y terapéutica, Farmacia, Obstetricia y Medicina Legal. Los libros de textos utilizados en la época eran en su mayoría escritos en francés, los cuales eran propiedad y leídos por el profesor, el cual se los memorizaba "como forma de desconcertar al auditorio con su sapiencia y de acentuar el tipo de enseñanza verbalista a la que se estaba tan acostumbrado" (Romero, 1996: 164) De igual manera la evaluación era de tipo memorístico, "pero en los exámenes se le exigía una respuesta rigurosa acerca del contenido memorizado de la materia leída" (Romero, 1996: 164)

La Facultad de Medicina de la Universidad de Antioquia se creó en el año de 1871 y para las prácticas médicas se adapto el Hospital de Caridad San Juan de Dios, que había sido fundado en 1796. Antes de la creación de la licenciatura y el doctorado en la

Universidad, los títulos de Medicina eran otorgados por un Consejo de Profesores examinadores creado en 1854 por la Cámara provincial; por este motivo muchos de los médicos de la época se dedicaban a dar clases particulares, "donde se enfatizaron la anatomía y las disecciones, con un maniquí del cuerpo humano traído desde Francia, el que sirvió para demostraciones hasta avanzado el siglo XX" (González, 2005: 339); el Doctor Justiniano Montoya enseño, por primera vez en Antioquia, anatomía en un cadáver. "...que en 1851 dictó el Dr. Justiniano Montoya lecciones de anatomía y llegó hasta practicar dos disecciones por junto [sic], y que el Dr. Juan Crisóstomo Uribe hizo traer con el mismo fin un maniquí del cuerpo del hombre, el que vendió más tarde al Gobierno y sirvió para estudiar en él las generaciones médicas que desfilaron por los claustros de nuestro Instituto hasta hace pocos años" (Robledo, 1924. En González, 2005: 339).

En 1872 se da inicio a los primeros cursos de la escuela de Medicina de la Universidad de Antioquia con diecisiete alumnos que recibían durante cinco años las cátedras: Anatomía, Física, Fisiología, Patología, Anatomía Descriptiva, Patología General, Química Orgánica, Anatomía Patológica, Anatomía Topográfica, Cirugía, Farmacia, Higiene, Medicina Legal, Obstetricia, Patología externa, Terapéutica y Zoología; al igual que en el resto de las Facultades del país la enseñanza era predominantemente transmisionista y teórica, "Para principiar, la medicina de la época (1868) era casi totalmente teórica. La práctica era muy escasa en las clínicas médicas y casi nula en lo que se refiere a las clínicas quirúrgicas" (Romero, 1996: 69)

La escuela de medicina que se impartía era la francesa y en especial la de Broussais, médico francés, quien consideraba que la mayoría de las enfermedades eran consecuencia del exceso de irritación (enfermedades esténicas), por lo cual promovía terapéutica debilitante, y su principal forma de realizarlo era mediante la técnica de la sangría.

Manuel Uribe Angel explicó en estos términos la influencia de la medicina francesa en los estudios médicos en la república en ese entonces: "Relaciones más fáciles y frecuentes con el pueblo francés que con los demás pueblos civilizados, mayor parentesco en el idioma y, por consiguiente mayor comodidad para la lectura de los libros de enseñanza, más intimidad en las relaciones comerciales, más proximidad en las creencias políticas y religiosas y muchas otras razones hicieron que la semilla de los conocimientos humanos cayera en nuestro campo como un terreno fértil en que hallaría pronta fecundación" (Uribe 1881. En González, 2005: 3)

Como se puede evidenciar en el plan de estudios el modelo que reinaba en la enseñanza de la medicina en la universidad de Antioquia, y en las universidades colombianas era el anatomoclínico, que se basaba en la explicación de la enfermedad por una lesión anatómica de un órgano específico. En contraposición con los otros dos modelos del conocimiento médico del siglo XIX, conocidos como el modelo fisiopatológico y el etiopatológico; el primero se fundamentaba en la experiencia mediante el laboratorio con el tejido o el animal vivo; uno de sus principales exponentes, Claude Bernard consideraba que todos los fenómenos de la vida y de la enfermedad podían ser estudiados y modificados en el laboratorio; este modelo solo fue evidente en la Universidad de Antioquia en la década del cuarenta del siglo XX. El modelo etiopatológico, que explica la causa de las enfermedades por la acción de los microorganismos y de otros agentes externos, "Lo que al etiopatólogo le interesaba precisar en el diagnóstico era el agente causal para poder atacarlo y aniquilarlo, ese agente vivo (virus, bacteria, parásito), físico, (una radiación) o químico (un veneno).

33

Pero la contribución más brillante de este discurso ha sido la relativa a los microorganismos productores de enfermedades, que son los responsables del fenómeno del contagio" (López, 1985: 52), tuvo su mayor auge en la enseñanza de la medicina en Antioquia en la última década del siglo XIX a través del discurso médico de Pasteur traído por algunos médicos que se especializaron en Francia.

Era tal el dominio de la enseñanza de la medicina de la escuela francesa que hasta los contenidos de los curso impartidos era importados de los textos de la época y con gran predominio de las teorías de Pauster, la importancia de los microorganismos era el eje de la enseñanza tanto teórica como práctica, y se prestaba menos interés a la enseñanza de las enfermedades propias de la región, como dice Marquez (1998) "La ausencia de medicina tropical como materia de estudio da un buen índice de la orientación francesa de la escuela, que seguía teniendo como norte el Instituto Pasteur de París y era indiferente a la Escuela de Medicina Tropical de Londres, aunque un médico antioqueño había llamado la atención sobre ese desconocimiento de la escuela creada por Patrick Manson en Inglaterra" (Márquez, 1998: 254).

Para 1930 la enseñanza de la medicina en la Universidad de Antioquia continuaba altamente influenciada por la medicina francesa, "su organización docente seguía el modelo tradicional, basado en las llamadas cátedra, donde las clases eran teóricas y era la memorización de los texto lo que determinaba el paso del estudiante de un año al otro, al respecto expresa el Doctor Jorge Franco (En Uribe, 1998: 381): "En segundo año la materia básica era anatomía II, a cargo del amable Peña Quevedo. Mejor dicho, la dábamos nosotros, porque él ponía 30 o 40 páginas del señor Testut para que se las recitáramos al día siguiente", otros ejemplos de ello los expresa cuando recuerda las clases de fisiología: "De Alfonsito Robledo, ya conté lo generoso que era con los estudiantes pobres que iban a Lovaina. En su clase era una verdadera catarata verbal. La materia la dictaba en forma teórica, pues no había laboratorio" y de Histología y Bacteriología: "Poco puedo decir de unos buenos señores que nos recitaban lo que constaba en los libros. En ese tiempo no existían los modernos laboratorios con que cuenta hoy la Facultad. De la primera materia no observamos al microscopio ninguna placa de tejido orgánico; de la segunda "no vimos un microscopio ni para remedio" como decía un compañero".

Si bien, en los cursos clínicos había un acercamiento por parte del estudiante a los pacientes, éste era muy pasivo y no había una verdadera evaluación práctica del paciente, al respecto se refiere el Doctor Armando Uribe, sobre la clase de Patología clínica: "Los profesores en sus respectivas cátedras daban unos fundamentos teóricos sobre determinado tema, esta clase magistral se daba por una hora; inmediatamente terminaba ésta, el profesor examinaba a uno o dos pacientes que presentaban alguna enfermedad que se podía relacionar con el tema tratado en clase, se comentaba con los estudiantes algo sobre clínica, tratamiento, pronóstico, etc; lo preocupante es que el estudiante asumía una actitud pasiva en ese tipo de práctica, ya que no tenía ninguna responsabilidad con el paciente y poco podía aprender" (González, 2008: 107).

El plan de estudio que se impartía en 1932 era: año 1: Anatomía I, Química Biológica, Histología y Parasitología; año 2: Anatomía II, Fisiología, Farmacia, Bacteriología; año 3: Medicina operativa, Clínica general, Patología externa, Anatomía patológica y Patología general; año 4: Terapéutica, Clínica de órganos de los sentidos, Patología interna, Clínica tropical, Clínica infantil y Medicina legal; año 5: Obstetricia, Patología externa, Clínica interna, Clínica terapéutica, Clínica sifiligráfica, Clínica vías urinarias, y el año 6: Clínica quirúrgica, Clínica ginecológica, Clínica obstétrica y Clínica mental (González, 2008: 251).

Con la llegada de la misión francesa a Colombia (1931 y 1951), específicamente a la Universidad Nacional, se recomendó un nuevo pensum con materias como biología, fisiología, medicina experimental y sus respectivos laboratorios. Además se propuso fomentar en el estudiante el trabajo en el laboratorio y la investigación; se dio también mucha importancia al contacto temprano de los estudiantes con el paciente, para incentivar la observación clínica y relacionar esta con los hallazgos del laboratorio. (González, 2008:8).

Para 1935 el plan de estudios que regía el programa de medicina de la Universidad de Antioquia era: Preparatorio: Química general, Física general, Botánica y Zoología, Fisiología general, Dibujo, Analogía y raíces griegas; Primero: Anatomía descriptiva I, Química Biológica, Bacteriología, Parasitología, Historia de la Medicina, Deontología médica y sociología; Segundo: Anatomía descriptiva II, Patología general, Fisiología, Histología y embriología; Tercero: Patología Interna, Anatomía Patológica, Medicina operativa, Anatomía topográfica, Cirugía experimental, Clínica semiológica, Clínica dermatológica y sifiligráfica; Cuarto: Patología externa, Terapéutica y farmacología, Clínica Médica, Clínica de neurología y psiquiatría, o Clínica de órganos de los sentidos (a elección del alumno); Quinto: Obstetricia, Higiene, Clínica de enfermedades tropicales, Clínica terapéutica, Clínica de ortopedia y Cirugía de urgencias, Clínica ginecológica y clínica urológica (a elección del alumno), y Sexto: Medicina legal y toxicología, Clínica quirúrgica, Clínica infantil (médica y quirúrgica) Clínica obstétrica, Electro-radiología y fisioterapia.

En 1936 siguiendo las recomendaciones de la misión francesa la Escuela de Medicina de la Universidad de Antioquia inicio cambios para mejorar la enseñanza de la Fisiología e introducir el modelo experimental en el plan de estudios

Plan de estudios	Didáctico
Tradicional, transmisionista	Objetivo: Transmitir el conocimiento de la época, repetir
	Contenidos: Importados de Europa, anatomoclínico
	Método: Transmisionista
	Forma: el acto de leer textos que debían ser memorizados, más que reflexionados, por los discípulos
	Medios: Textos , el cadáver, el paciente
	Evaluación: Examen memorístico oral o escrito

Tabla 6. Identificación se los componentes del sistema didáctico en la enseñanza de la medicina tradicional en Colombia, modelo transmisionista

A partir de 1939 y como iniciativa del entonces decano de la Facultad de medicina de la Universidad Nacional comienzan, a pesar de muchos opositores, los cambios de una medicina francesa a un modelo americano, en donde uno de los cambios más importantes era la sustitución de una enseñanza predominantemente teórica a otra con mayor tiempo para las prácticas en el laboratorio y el contacto con el paciente en el hospital; varios de los opositores de la propuesta, entre ellos el decano de la Facultad de

Medicina de la Universidad de Antioquia, que aprovechando la frase de un estudiante de la Universidad Nacional "Por fin estamos estudiando prácticamente, Hay que quemar los libros" escribió: "Y yo me quede pensando, ante semejante exabrupto, que sin patologías pueden fabricarse inmejorables enfermeros, y sin estudios teóricos podrían conseguirse excelentes técnicos de laboratorio, pero de manera alguna médicos conscientes, cultivados y sabios como deben serlo" (Restrepo, 1936. En González, 2008: 251).

Frente a las oposiciones que se expresaron al nuevo pensum propuesto por el decano Cavalier, éste respondió: "Contra lo afirmado, referente a la supresión de los cursos teóricos, lo que en realidad resulta de este nuevo plan es la transformación de lecciones antipedagógicas y monótonas, en cursos vivos a cargo de profesores agregados que, en contacto directo con los enfermos, permiten a los estudiantes fijar en forma objetiva conocimientos que antes se confiaban a la dudosa solidez de la memoria" (Cavalier, 1939. En González, 2008: 13).

Para ese entonces y debido al gran número de estudiantes que ingresaban al programa de medicina, mientras que en 1934 la escuela tenía 155 estudiantes para 1940 con iguales recursos e infraestructura el número de estudiantes había aumentado a 293, las quejas de espacio para desarrollar las clases y prácticas eran frecuentes: "Con los edificios de que en la actualidad disfrutamos, resulta un verdadero crucigrama la repartición de horarios y clases, favoreciendo aglomeraciones molestas y antipedagógicas con menoscabo de las disciplinas y con quejas continuas del personal del hospital. Se están dictando 28 clases teóricas en cuatro salones. Todos los laboratorios están estrechos en el recinto actual, y no hay donde instalar el laboratorio de Física Médica imprescindible y el de Cirugía experimental" (Restrepo, s.f. En González, 2008: 251)

Par a mediados de la década de los cuarenta, entidades norteamericanas cuestionaron e intervinieron la educación médica latinoamericana y como parte de ello se realizaron visitas para conceptuar sobre la enseñanza de la medicina; en 1947 el médico norteamericano Morris Fishbein dio el siguiente concepto: "La fundamental falla de la enseñanza médica en América Latina es la admisión de estudiantes al primer año en mucha mayor cantidad que la habilidad de la escuela para proveer educación adecuada en las ciencias médicas básicas, incluyendo particularmente Anatomía y Fisiología. La mayoría de los estudiantes aprenden por intermedio de conferencias y demostraciones de los métodos, más bien que por participación individual. El internado como tal, no existe en la mayoría de los países latinoamericanos. A la asistencia se le da énfasis pero los estudiantes permanecen por largos periodos bajo los profesores. El cuidado de enfermería es tan infrecuente que es desconocido para la vasta masa de la población" (Fishbein, 1949. En González, 2008: 25)

En 1948 llegó a Colombia de los Estados Unidos, la llamada "Misión Médica" con el propósito de realizar un diagnóstico de estado de la enseñanza y las prácticas médicas en el país y de dar recomendaciones para la adecuación y modernización de las Facultades y hospitales del país. El informe entregado por el presidente de la misión George Humphreys resalta varias recomendaciones acordes con las realizadas previamente por Abraham Flexner entre 1910 y 1925 a los centros de Educación Médica de Canadá y Estados Unidos. El informe general de la enseñanza de la medicina resaltaba el predominio de la enseñanza oral, teórica y copia de los libros de texto: "La enseñanza es casi exclusivamente oral y por libros texto, usándose muchos textos franceses.... Falta por completo el énfasis en los principios de los cuidados quirúrgicos, juzgando por las apariencias, y los estudiantes se permiten en los hospitales sólo como observadores lejanos. El arte de tomar historias es completamente desconocido.... Es poco evidente una enseñanza real al lado de los pacientes, tanto para los estudiantes como para los internos" (Humprheys, 1950. En González, 2008:28). Se realizaron críticas a la enseñanza exclusiva mediante la clase magistral: "Se hace necesario un cambio de la enseñanza predominantemente didáctica hacía los métodos de aprendizaje por experiencia directa, que han sido probablemente eficaces en este país" Humprheys, 1950. En González, 2008:30), como lo expresa González (2008), esta misma crítica había sido realizada por Flexner en su informe en 1910 sobre la enseñanza de la medicina en Norteamérica: "El método de instrucción, cada vez más nada distingue la ciencia médica de otras ciencia. El absoluto manejo didáctico es desesperadamente anticuado; éste se remonta a la era del dogma aceptado o la supuesta información completa, cuando el profesor sabía y el estudiante aprendía" (Humprheys, 1950. En González, 2008:30).

Para dar respuesta a estas recomendaciones en 1950 se creó un nuevo currículo, el cual era el mismo para todas las Facultades de Medicina del país y acorde a los currículos y las formas de enseñanza de las universidades norteamericanas: "Al comparar este currículo con los anteriores, identificamos: la anulación del año premédico, recientemente creado; la importancia que todavía se le daba a la enseñanza de la anatomía, con alta intensidad horaria durante los primeros año; la aparición de una materia también relacionada con la anatomía, como era la cátedra de dibujo médico, y el planteamiento de un ciclo de materias básicas separadas de las clínica, según el modelo de Flexner". En los años cuarto, quinto y sexto, aparecieron las materias clínicas; siguiendo las recomendaciones de la Misión Unitaria se propuso intensificar el contacto con los paciente, de modo que en estas materias predominaba la enseñanza práctica sobre la teórica" (González, 2008: 37)

En 1953, Antioquia recibió la segunda visita de Médicos Norteamericanos, con el Doctor Maxwell E Lapham como director de la misión, quien nuevamente evalúo el estado de la enseñanza de la Medicina en este país y realizó varias recomendaciones con relación al plan de estudios, con una diferenciación de la enseñanza de la medicina en materias de las Ciencias Básicas para los primeros semestres y de las Clínicas a partir del tercer año, acorde al modelo curricular de las Universidades norteamericanas, según las recomendaciones de Flexner: También realizó crítica a la didáctica centrada en la clase magistral y recomendó estrategias que permitieran el trabajo práctico en el laboratorio, el hospital y la biblioteca.; además, enfatizó en la importancia del último año de práctica en el hospital, internado, responsable de los pacientes y su evolución: "Todo el trabajo del interno debe ser aprobado y criticado por el *Staff* de servicio y debe exigírsele que esté continuamente al tanto de todas las etapas de las enfermedades de sus paciente, incluyendo no sólo los exámenes clínicos y de laboratorio, sino también la información pertinente obtenida en la literatura médica" (Lapham, 1954. En González, 2008:48)

Con el propósito de cumplir con todas las recomendaciones de la misión médica, durante los años cincuenta instituciones como las Fundaciones Rockefeller y Kellog realizaron apoyos económicos para la especialización de los docentes en universidades norteamericanas y la modernización de los laboratorios y la biblioteca.

Con esta formación de docentes en las universidades norteamericanas vinieron cambios en la forma de enseñanza de algunos de los cursos con mayor énfasis en la práctica a través de los laboratorios; ejemplo de ello es la llegada del Dr Jairo Bustamante al departamento de morfología quien "aumentó las prácticas en el anfiteatro y en los laboratorios de histología" (González, 2008:8)

Si bien, durante la época de los cincuenta se realizó una gran modernización de la enseñanza de la medicina en la Facultad de medicina de la Universidad de Antioquia, en modelo flexneriano adoptado dejaba vacíos necesarios de analizar y adecuar, con el fin de dar respuesta a demandas de la sociedad antioqueña, enfatizando más en los currículos sobre la enseñanza de la salud pública y la atención médica en la comunidad más que en el hospital, al respecto se refería el Doctor Héctor Abad Gómez: "Habrá que cambiar el énfasis del hospital hacia la comunidad, de las ciencias meramente anatómicas, químicas y biológicas hacia las ciencias sociales y de la conducta, del concepto meramente individualista al concepto comunitario y colectivo" (Abad, 1968. En González, 2008:90).

A partir de las normas implementadas con la creación de la Unión Europea, en los años 90, las Facultades de Medicina implementaron varias reformas curriculares en el marco de la creación del Espacio Común Europeo de Educación Superior (Acuerdos de Bolonia). Uno de los aspectos más relevantes de este proceso es la necesidad de crear los currículos sustentados en las competencias (Declaración del Lazareto de Mahón: Evaluación de las Competencias Profesionales en el Pregrado Sociedad Española de Educación Médica, se propone, además, la reducción de las actividades teóricas, el acercamiento al paciente desde los primeros semestres de la formación médica, lo que facilita la adquisición temprana de las habilidades clínicas y un aprendizaje centrado en la práctica clínica (SEDEM, 2004).

Si bien, en respuesta a estas nuevas propuestas mundiales en la enseñanza de la medicina La Facultad de Medicina de la Universidad en los años 90 de trató de realizar un cambio curricular cuyos principales fundamentos metodológico propuestos era, según lo expresa Gómez: (1990): Diversificación de las fuentes de información, supresión del enciclopedismo, selección de los escenarios de práctica más pertinentes, vinculación temprana a la práctica profesional, el ejercicio investigativo, sólo hasta el año 2000 fue posible la implementación de un nuevo currículo, orientado en un modelo pedagógico activista, con nuevas estrategias didácticas, centradas en la resolución de problemas y con una posición activa por parte del estudiante.

La propuesta de cambio curricular es plasmada, por el comité de currículo de la época y publicada en seis folletos, en uno de ellos, "El proceso de sistematización curricular" se expresa: "..es necesario construir un macrocurrículo que reconozca en su visión la complejidad y por tanto el carácter multidisciplinario del quehacer de los profesionales de la salud y además, especialmente, la responsabilidad que tiene la universidad en la formación de estas personas que en parte de su vida se desempeñarán como profesionales de este campo" continúa expresando la necesidad de un cambio en la relación del estudiante con el conocimiento, en el modelo pedagógico y en las estrategias didácticas que se deben implementar: "La exigencia de coherencia con un macrocurrículo de esta índole, reclama en el meso y en el microcurrículo la definición clara y consecuente de unas relaciones docente-estudiante, docente-docente, estudiante-estudiante, respetuosas e intersubjetivas. Igualmente exige una relación con el conocimiento, de carácter creativo y lúdico, que promueva el espíritu de búsqueda, no autoritario ni dogmático; debe dar cabida a diferentes enfoques de conocimiento científico, para que la investigación sea pertinente. A nivel de contenidos y didácticas,

43

estos deben ser significativos, que reconozcan las particularidades en las formas de aprender por parte de los estudiantes y las diferencias de intereses en ellos, haciéndose de esta forma, flexible" (Olaya, 1999).

	Principios del XX	Segunda mitad del XX	Propuesta actual Siglo XXI
Currículo **Didáctica**	Quince cursos, para ser estudiados en cinco años	Disciplinar	Áreas problémicas
Problema	Formar médicos ilustrados	Adquirir habilidades y destrezas	La resolución de problemas con una posición activa por parte del estudiante
Objeto	Medicina	Medicina	Proceso de salud – enfermedad
Objetivo	Aplicar fielmente conocimientos adquiridos	Lograr un buen desempeño en la profesión	La formación de un médico integral y con un gran enfoque humanístico
Conocimientos	Contenidos ya elaborados, que se presentaban en los textos médicos de la época	Plan de estudio con presentación de contenidos	Interdisciplinariedad Ciclo vital humano
Método	Transmisionista	Activista, práctica clínica	Científico
Medios	Tiza y el tablero, el cadáver, el paciente	Algoritmos y manuales médicos, el cadáver, el paciente	Internet y los programas interactivos, la historia clínica del paciente
Evaluación	Examen oral o escrito reproductivo	Exámenes tipo test	el análisis, el discernimiento, la autoevaluación

Tabla 6. Identificación se los componentes del sistema didáctico en la enseñanza de la medicina en Antioquia durante diferentes épocas.

Bibliografía

ABAD Gómez Héctor. El seminario de la Ceja, Antioquia Médica. Medellín, 18 (1), 1968, pp. 6-7. En González R, Adolfo L. La modernización de la Facultad de Medicina de la Universidad de Antioquia 1930-1970. Universidad de Antioquia 2008, p.90.

ALVAREZ de Zayas, C. M. & GONZÁLEZ Agudelo, E. M. (2002). Lecciones de didáctica general. Bogotá: Cooperativa Editorial Magisterio.

ÁLVAREZ, Echeverri Tiberio. José Celestino Mutis y los estudios médicos en la Nueva Granada. Iatreia. Vol. 18 (2005): p 220.

CASTRO L, Garcés F, Muñoz V, Lugo L, Gómez JF, Gómez JA, et al. Hacia un marco teórico para la renovación curricular. Referentes contextuales. Universidad de Antioquia, Facultad de Medicina. 2000.

CASTRO Luis Javier, Alberto Duque, Ana María Restrepo, Hilda Nora Vélez. Sistematización de la implementación del modelo pedagógico en el nuevo currículo de la Facultad de Medicina de la Universidad de Antioquia. En: Iatreia. Vol. 14 (2001): p 188.

CAVALIER, Jorge E. "La Universidad Nacional y la Universidad de Antioquia" Boletín Clínico, Medellín, año 5, (1939); p 352. Citado por GONZÁLEZ R. A. La modernización de la Facultad de Medicina de la Universidad de Antioquia 1930-1970. Universidad de Antioquia 2008. Pág. 13.

Citado por Quevedo Emilio, Pérez R Germán, Miranda C Néstor, Eslava Juan C, Hernández Mario y otros. Historia de la Medicina en Colombia. Tomo I Prácticas Médicas en conflicto (1492 – 1782). Tecnoquímicas. (2007).pág. 80.

Comité de Currículo. El proceso salud enfermedad y la educación médica. Referentes contextuales. Universidad de Antioquia, Facultad de Medicina. (2000).

FISHBEIN, Morris. La Educación Médica en América Latina. Traducción de Héctor Abad Gómez. Boletín Clínico, Medellín 1949. En La modernización de la Facultad de Medicina de la Universidad de Antioquia 1930-1970. Universidad de Antioquia (2008): p 25.

FLEXNER Abraham, Medical Education. A comparative Study, Nueva York, The MacMillan Company. En González R, Adolfo L. La modernización de la Facultad de Medicina de la Universidad de Antioquia 1930-1970. Universidad de Antioquia 2008. P.255

FRANCO Vélez, Jorge. La Medicina de los años cuarenta. En Uribe de Hincapié, María Tereza (coord.) Universidad de Antioquia. Historia y Presencia. Medellín, Universidad de Antioquia. Editorial Universidad de Antioquia (1998): p 381.

GADAMER HG. El Estado Oculto de la Salud. Editorial Gedisa. 2001. España. Pág. 46.

GARCIA, C . Tratados Hipocráticos: Aforismos Introducción. España Editorial Gredos. 1984: p 214.

GARCIA, C . Tratados Hipocráticos: El pronóstico. España Editorial Gredos. 1984: p 214.

GARCIA, C . Tratados Hipocráticos: Introducción General. España Editorial Gredos. 1984: p 14.

GARCIA, C. Tratados Hipocráticos: Aforismos. España Editorial Gredos. 1984.

GÓMEZ L. Gustavo. Las relaciones de intercambio interétnico entre las tierras bajas de la Amazonía y las tierras altas de los Andes. Citado por: Quevedo R Emilio, Pérez R Germán, Miranda C Néstor, Eslava Juan C, Hernández Mario y otros. En Historia de la Medicina en Colombia. Tomo I Prácticas Médicas en conflicto 1492 – 1782. Tecnoquímicas (2007): p 33.

GÓMEZ Francisco. La reforma curricular de la Facultad de Medicina de la Universidad de Antioquia, Marco Teórico y Bases metodológicas. Iatreia. Vol. 3 (1990): p 59-66.

GÓMEZ, José Manuel y Ramon Pujol. Changes in medical education in Spain. Acad. Med. Vol. 73 (1998): p 1076-80.

GONZÁLEZ A, Elvia María, Díaz Diana. Desde el currículo hasta la didáctica o sobre la circulación de los saberes y sus controles en la universidad: Un ejemplo en la enseñanza de la medicina. Iatreia. Vol. 21(2008).: p 83-93.

GONZÁLEZ de Fauve María E, De Fortaleza, Patricia. Idealidad del discurso médico y contexto de la realidad en España (Siglos XIV-XVI), 1996. En QUEVEDO Emilio, Pérez R Germán, Miranda C Néstor, Eslava Juan C, Hernández Mario y otros. Historia de la Medicina en Colombia. Tomo I Prácticas Médicas en conflicto (1492 – 1782). Tecnoquímicas. 2007. pag 59

GONZÁLEZ F, Ricardo, Flores S, Patricia. El Papiro quirúrgico de Edwin Smith. Anales Médicos. Vol. 50 (2005). P. 43-48.

GONZÁLEZ R, Adolfo L. La modernización de la Facultad de Medicina de la Universidad de Antioquia 1930-1970. Universidad de Antioquia 2008: p 37.

GONZÁLEZ Rodríguez, Adolfo León. Educación y práctica médicas en Antioquia. Antecedentes históricos de la fundación de la Escuela de Medicina de la Universidad de Antioquia. Iatreia. Vol. 18 (2005): p 339.

GORDON Noah. El Médico. España: Barcelona, 1986. p 502-3

GRANJEL Luis. Historia de la Medicina Española. 1962. Citado por: QUEVEDO Emilio, Pérez R Germán, Miranda C Néstor, Eslava Juan C, Hernández Mario y otros. Historia de la Medicina en Colombia. Tomo I Prácticas Médicas en conflicto 1492 – 1782. Tecnoquímicas. (2007): p 59.

GUTIÉRREZ de P Virginia. Medicina Tradicional en Colombia. El triple legado. Citado por: QUEVEDO Emilio, Pérez R Germán, Miranda C Néstor, Eslava Juan C, Hernández Mario y otros. Historia de la Medicina en Colombia. Tomo I Prácticas Médicas en conflicto 1492–1782. Tecnoquímicas. (2007): p 28.

HIPOCRATES. Tratados Hipocráticos. Sobre la decencia. España Editorial Gredos. 1984: p 209.

HIPOGRATES. Tratados Hipocráticos. Juramento. España Editorial Gredos. 1984: p 77.

HUMPRHEYS, George H. et al. Informe de la Misión Médica a Colombia. Boletín Clínico, Medellín, 10 (1950): p 272. Citado en: GONZÁLEZ R, Adolfo L. La modernización de la Facultad de Medicina de la Universidad de Antioquia 1930-1970. Universidad de Antioquia 2008: p 28.

KAHN A, Ameisen JC, Berche P, Brohard I. Una historia de la medicina o el aliento de Hipócrates. España, Editorial Lunwerg, 2012.

La modernización de la Facultad de Medicina de la Universidad de Antioquia 1930-1970. Universidad de Antioquia 2008. Pág. 107.

LAPHAM. Maxwell E, Charles M Goss Y Robert C Berson. Un estudio de la educación médica en Colombia, 1953, Trad. De A. Correa Henao. Antioquia Médica, 4 (5-6), (1954), p.509. Citado en: GONZÁLEZ, R. Adolfo L. La modernización de la Facultad de Medicina de la Universidad de Antioquia 1930-1970. Universidad de Antioquia 2008, p.48.

LÓPEZ Espinosa, José Antonio. Una rareza bibliográfica universal: el Papiro médico de Edwin Smith. URL: http://www.bvs.sld.cu/revistas/aci/vol10_3_02/Aci052002.htm. [Citado 09 Noviembre 2008]. Consulta 8 de Nov. de 2008.

LÓPEZ Francisco. Papiro Ebers: el más importante papiro medico. (1997): p 1. URL: http://www.egiptologia.org/fuentes/papiros/ebers/. Consulta 8 de Nov. de 2008.

LÓPEZ Piñero, José María. La Medicina en la Historia. Citado en: Juan Salvat y Estella Navarra, La mentalidad etiológica. Barcelona, Colección Salvat Temas claves. Salvat. 1985, p. 52.

MÁRQUEZ Valderrama, Jorge. La Facultad de Medicina y la sociedad Antioqueña. En Universidad de Antioquia, Historia y Presencia. Editorial Universidad de Antioquia. 1998: p 254.

MARTÍNEZ, Zulaica. La Medicina del siglo XIII en el nuevo Reino de Granada. En Romero Beltrán Arturo. Historia de la Práctica social de la medicina en Colombia. Tomo I Períodos precolombino y colonial.1990. p 217.

OLAYA E, Garcés F, Muñoz V, Lugo LE, Gómez JF, Gómez JA, et al. El proceso de sistematización. Para la renovación del currículo en la Facultad de Medicina. Universidad de Antioquia, Facultad de Medicina. 1999.

Olaya E, Garcés F, Muñoz V, Lugo LE, Gómez JF, Gómez JA, et al. La visión curricular, los propósitos de formación, la propuesta pedagógica: para la renovación curricular aspectos conceptuales. Medellín: Universidad de Antioquia; 1999.

PLATÓN. Protágoras. URL: http://www.filosofia-irc.org/libros/protagoras.html. Consulta 15 de Nov de 2008.

PUIGBÓ Juan José. El Papiro de Edwin Smith "Una obra maestra de la medicina en el antiguo Egipto". Gac Méd Caracas. [online]. abr. 2002, vol.110, no.2 [citado 09 Noviembre 2008], p.253-275. Disponible en: http://www.scielo.org.ve/scielo.php?script=sci_arttext&pid=S0367-47622002000200011&lng=es&nrm=iso ISSN 0367-4762. El papiro de Edwin Smith y la civilización egipcia. Gac Méd Caracas 2002;110(3):378-385. Consultado Noviembre 8 de 2008.

QUEVEDO Emilio, Pérez R Germán, Miranda C Néstor, Eslava Juan C, Hernández Mario y otros. Historia de la Medicina en Colombia. Tomo I Prácticas Médicas en conflicto (1492 – 1782). Tecnoquímicas. 2007: p 234.

QUEVEDO E. La ciencia y la medicina positivista. En González Rodríguez, Adolfo León. Educación y práctica médicas en Antioquia. Antecedentes históricos de la fundación de la Escuela de Medicina de la Universidad de Antioquia. Iatreia Vol. 18 (3) Septiembre. 2005. p. 334

51

Resolución No 29, octubre de 1932. Libro de Resoluciones de la Facultad de Medicina, Universidad de Antioquia 1930 – 1950, sin número de oficio. Decanatura, Facultad de Medicina, Universidad de Antioquia. GONZÁLEZ, Adolfo León. En La modernización de la Facultad de Medicina de la Universidad de Antioquia 1930-1970. Universidad de Antioquia 2008. Anexo 1 página 251.

RESTREPO Moreno, Alonso, "Informe del Decano de la Facultad de Medicina sobre el pensum para estudios médicos en la Facultades de Medicina de Bogotá y de Medellín. Dirigido al Presidente y miembros del H consejo Universitario. Medellín, octubre 5 de 1939. Informes de Reseña Histórica de la Facultad de Medicina. Fol. 216. En La modernización de la Facultad de Medicina de la Universidad de Antioquia 1930-1970. Universidad de Antioquia 2008. Pág. 12

RESTREPO Moreno, Alonso. Informe al rector de la Universidad de Antioquia, sin fecha. Informe de reseña histórica de la Facultad de Medicina, 1939-1948, fols 254 y 55. En La modernización de la Facultad de Medicina de la Universidad de Antioquia 1930-1970. Universidad de Antioquia 2008. Pág. 12.

ROBLEDO E. La Medicina en los Departamentos Antioqueños Repertorio Histórico. Órgano de la Academia Antioqueña de Historia Año VI, Medellín, No. 1 / 2 (ene. 1924) p. 33. En González Rodríguez, Adolfo León. Educación y práctica médicas en Antioquia. Antecedentes históricos de la fundación de la Escuela de Medicina de la Universidad de Antioquia. Iatreia Vol 18 (3) Septiembre. 2005. p. 339

RODRÍGUEZ Badiola, Isabel. Apuntes sobre el papiro Ebers. URL: http://www.institutoestudiosantiguoegipto.com/fotos/ebers11.JPG. Consulta 4 de Dic. de 2008.

ROMERO Beltrán Arturo. Historia de la medicina colombiana: Siglo XIX. 1996. Universidad de Antioquia. p 65.

ROMERO Beltrán Arturo. Historia de la Práctica social de la medicina en Colombia. Tomo I Períodos precolombino y colonial.1990. p 112.

SINGER Charles, E Ashwort Underwood. Breve historia de la Medicina. España. Ediciones Guadarrama. 1966: p 164.

URIBE Ángel, M. Medicina en Antioquia. 1881, Publicaciones del Ministerio de Educación Nacional, 1936. Pág. 15-16. Citado en: La modernización de la Facultad de Medicina de la Universidad de Antioquia 1930-1970. Universidad de Antioquia 2008: p 3.

URIBE Ángel, M. Texto de historia de la Universidad de Antioquia 1997.

YEPES Delgado, C. La atención primaria en salud, como escenario para la formación médica y la transformación social. Iatreia. Vol. 18 (2005): p 229.

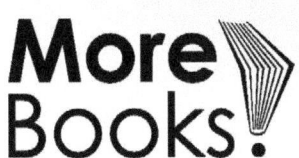
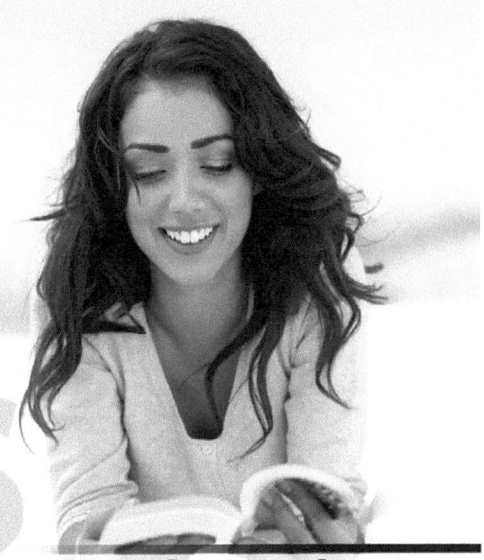
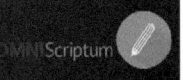

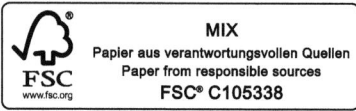
Printed by Books on Demand GmbH, Norderstedt / Germany